VIIᵉ CONGRÈS INTERNATIONAL
D'HYDROLOGIE, DE CLIMATOLOGIE, DE GÉOLOGIE ET DE THÉRAPIE
PAR LES AGENTS PHYSIQUES
VENISE : 10-18 OCTOBRE 1905

TRAITEMENT

DES

PHLÉBITES

ET DES

VARICES

Aux Eaux minéro-thermales

DE

BAGNOLES-DE-L'ORNE

Par le Dʳ BARRABÉ

Médecin consultant attaché à l'Établissement Thermal

46
1906

DOMFRONT
IMPRIMERIE SENEN

1906

LES EAUX DE BAGNOLES

TRAITEMENT

DES PHLÉBITES

ET

DES VARICES

Aux Eaux de Bagnoles-de-l'Orne

PAR

Le Docteur A. BARRABÉ.

Médecin consultant attaché à l'Etablissement thermal

Membre titulaire de la Société d'hydrologie médicale de Paris
Médecin-major de l'armée territoriale
Médaille de bronze de l'Assistance publique de Paris
Médaille d'honneur du Ministère de l'intérieur
Médaille d'argent du Ministère de la guerre
Médailles d'argent et de bronze de l'Académie de médecine

DOMFRONT
IMPRIMERIE HENRI SENEN
—
1906

DU MÊME AUTEUR

Etude des lésions cardiaques dans le cours de la phtisie pulmonaire chronique, 1878.

Etude sur l'alcoolisme : Influence de la loi du 17 juillet 1880 sur le nombre des débits de boissons, sur le chiffre des condamnations pour ivresse publique, des morts accidentelles déterminées par excès de boissons, des folies et des suicides de cause alcoolique. (En collaboration avec M. BOTTET, substitut du procureur général d'Amiens).
Mémoire couronné par la Société française de tempérance. — Concours de 1886. — PREMIER PRIX

Les Syndicats médicaux. (En collaboration avec le Dr LEGALLOIS, de la Ferté-Macé.)

Etude sur les Eaux de Bagnoles-de-l'Orne, 1894.

De la cure des Phlébites par les eaux minéro-thermales de Bagnoles-de-l'Orne, 1895 (*Mémoire couronné par l'Académie de médecine*).

Les Eaux de Bagnoles dans certains troubles fonctionnels du système veineux chez les arthritiques, 1899.

Eaux minérales ; Bagnoles-de-l'Orne dans le passé et dans le présent, 1899. (*Mémoire communiqué à l'Association Normande*).

Les Eaux de Bagnoles dans les suites des phlébites et dans les varices, 1900.

Guide médical et pittoresque illustré de Bagnoles-de-l'Orne, 1900.
Traitement hydrominéral des affections utérines aux Eaux de Bagnoles-de-l'Orne (Congrès de Rouen, 1904.)

AVANT-PROPOS

Nous nous sommes adonné, depuis quinze ans, plus particulièrement à l'étude de l'action des Eaux minéro-thermales de Bagnoles-de-l'Orne sur les affections des Veines, et grâce à l'accumulation des faits observés consciencieusement, sans parti pris, nous avons pu bien apprécier leurs remarquables effets thérapeutiques.

Déjà en 1895 nous avions publié le résultat de nos recherches sur la cure thermale de Bagnoles dans les suites des Phlébites, et nous avions adressé notre étude à l'examen de l'Académie de médecine dans l'espoir de l'intéresser, et à la loyale critique de nos confrères, avec le désir de leur être utile.

Nous revenons aujourd'hui sur cette question si intéressante en lui donnant un plus grand développement, légitimé par une plus longue expérience, et nous espérons que cette nouvelle étude recevra de nos lecteurs le même bon accueil.

Nos efforts seront dans tous les cas suffisamment récompensés ; car, en appelant l'attention sur les heureux effets de la médication hydrominérale de Bagnoles-de-l'Orne, nous espérons apporter une nouvelle contribution au succès de notre station thermale, rendre service aux malades et aux médecins et faire œuvre à la fois humanitaire et patriotique.

Les Eaux de Bagnoles-de-l'Orne

Les Eaux minéro-thermales de Bagnoles-de-l'Orne classées par Ossian Henry parmi les Eaux chlorurées-sodiques avec traces d'arséniate de soude, et par J.-B. Dumas dans la catégorie des Eaux silicatées avec traces d'acide phosphorique et de lithine, ont été considérées par un des maîtres de l'hydrologie française, Durand-Fardel, comme appartenant au groupe des Eaux indéterminées.

La principale source de la station est la source thermale ou Grande Source ; située au centre de l'établissement thermal, elle apparaît à travers des fissures du massif de granit qui forme le sous-sol de toute la région, et sa profondeur peut être évaluée approximativement à un minimum de 5 à 600 mètres. Son débit est abondant, de 25 mille litres à l'heure environ ; sa température varie entre 25 et 26 degrés centigrades.

L'Eau de cette source est limpide, transparente ; des bulles de gaz viennent en grand nombre se dégager à sa surface ; sa saveur n'a rien de désagréable, un peu fade seulement ; mélangée au vin et au cidre, elle n'en modifie ni le goût, ni la couleur ; son odeur est à peu près nulle, tout au plus légèrement sulfureuse par suite de la décomposition au contact de l'air d'une partie des sulfates qu'elle renferme, ou de leur rencontre dans le sol avec des matières organiques ; onctueuse au toucher grâce à la Barégine qu'elle contient, elle donne à la peau une douceur sans égale ; antiseptique enfin par les silicates qu'elle renferme, on s'explique facilement les bons résultats obtenus en 1870 par le Dr Joubert qui l'utilisait pour le pansement des plaies des blessés.

La minéralisation de la Grande Source est faible, 0.0754 par litre, mais son action thérapeutique est extrêmement puissante. Voici sa composition d'après l'analyse faite en 1896 à l'Ecole des Mines :

ECOLE DES MINES

·✳·

BUREAU D'ESSAI

EXTRAIT

DES REGISTRES DU BUREAU D'ESSAI

POUR LES SUBSTANCES MINÉRALES

· ➤═◦═◄ ·

Eau minérale de Bagnoles-de-l'Orne : Grande Source (thermale) ; Certificat d'origine délivré par M. le Maire de Tessé-la-Madeleine.

On a dosé par litre d'eau :

	GRAMMES
Acide cb. libre . .	0.0063
Acide cb. des bicarb.	0.0068
Acide chlorydrique .	0.0102
Acide sulfurique. .	0.0125
Acide phosphor . .	0.0004
» arsénique . .	traces
Silice.	0.0135
Protoxyde de fer. .	0.0010
Chaux	0.0001
Magnésie	0.0012
Lithine	traces
Potasse	0 0028
Soude.	0.0143
Matières organiques.	0.0021
Total . . .	**0.0772**

Composition calculée :

	GRAMMES
Acide carbon. libre.	0.0003
Silice.	0.0135
Bicarbon. de fer . .	0.0023
» de chaux.	0.0092
Phosph. de chaux .	0.0009
Sulfate de chaux. .	0.0035
» de magn. .	0.0036
» de potasse .	0.0050
» de soude. .	0.0128
Arséniate de soude. { faibles / traces	
Chlor. de sodium .	0.0164
» de lithium. .	traces
Matières organiques.	0 0021
Total . . .	**0.0754**

Extrait sec à 180° : O g 0625

Le Chimiste,

E. GOUTOL.

L'inspecteur général des mines, Directeur du Bureau d'essai,

A. CARNOT.

Il résulte de cette analyse que l'Eau de la Grande Source est une Eau *silicatée, chlorurée sodique, sulfatée, phosphorique*, avec traces *d'arsenic* et de *lithine*.

L'analyse des gaz qui se dégagent de la source thermale a été faite en 1896 par le professeur Bouchard et M. Desgrez, et le résultat en a été communiqué à l'Académie des sciences.

D'après cette analyse, il existe dans les gaz recueillis au griffon de la Grande Source par M. Bouchard, 5 pour 100 de gaz acide carbonique contre 95 pour 100 de gaz azote, avec les raies spectrales de *l'argon* et de *l'helium*, produit de la rapide décomposition du radium.

La remarque faite autrefois par M. Durand-Fardel qu'il n'existe que des relations imparfaites entre la composition chimique des Eaux minérales et leurs propriétés thérapeutiques ne saurait mieux s'appliquer qu'aux Eaux de Bagnoles.

De l'examen de leur composition chimique, en présence de leur faible minéralisation, et en l'absence surtout de principes minéralisateurs dominants, on ne saurait déduire d'une façon précise leurs applications thérapeutiques ; n'en est-il pas de même, d'ailleurs, pour une foule d'Eaux minérales renommées, n'en est-il pas de même de la plupart des médications ; et si leur action reste encore mystérieuse pour nous, cela ne peut-il point tenir aussi aux moyens d'investigation encore trop imparfaits que la science met à notre disposition.

Aussi, pour recommander et préconiser les Eaux de Bagnoles, nous nous étions contenté d'invoquer comme pour nos agents médicamenteux, l'opium, le sulfate de quinine, le salicylate de soude, etc., les résultats remarquables et incontestés de l'expérimentation, de l'observation clinique ; c'était encore la méthode la plus sûre, la plus rapide pour arriver à l'explication du pourquoi et du comment de la thérapeutique.

Mais, dans ces dernières années, de nouvelles expériences ont été tentées par MM. Curie et Laborde, et ils ont découvert dans les gaz qui se dégagent de certaines sources thermales peu minéralisées un pouvoir radioactif.

Les investigations de MM. Curie et Laborde ont porté sur un groupe d'Eaux minérales indéterminées, notamment sur Bagnoles-de-l'Orne, et la radio-activité a été constatée d'une façon très appréciable (3,3) dans les gaz de la Grande Source de notre station thermale. Il n'est pas douteux que si l'expérience avait été faite sur les gaz au sortir de la Source, la radio-activité aurait été beaucoup plus considérable.

Administrées avec succès dans un grand nombre de maladies, les Eaux de Bagnoles appartiennent, disait le professeur Pidoux, dans un intéressant rapport présenté en 1868 à la Société d'hydrologie de Paris, à l'occasion d'une étude du D\u02b3 Bignon, « à cette classe d'Eaux médicinales qui ne sont pas franchement minéralisées, et qui conviennent à un grand nombre de maladies dont le caractère est aussi de se montrer ni bien franches, ni bien simples ».

Toutefois, si leurs applications sont variées, elles sont loin de présenter la même importance, la même valeur dans les diverses affections où elles ont été utilisées, et leurs effets thérapeutiques ne dépendent pas seulement de la grande sensibilité des malades à leur action, mais encore de la main plus ou moins experte qui ordonnance l'eau minérale.

L'expérimentation a permis de constater certaines applications spéciales qui forment pour ainsi dire la caractéristique, la raison d'être de notre station thermale, nous voulons parler des effets des Eaux de Bagnoles sur le système circulatoire et de leur emploi dans la cure des affections veineuses, et tout spécialement dans les suites des Phlébites et dans les Varices.

Nous ajouterons que le pouvoir radio actif des Eaux de Bagnoles concourt à expliquer et à justifier désormais les résultats heureux révélés par l'expérimentation.

DE LA PHLÉBITE

On entend, par phlébite, l'inflammation des veines suivie de coagulations intra-veineuses du sang, apportant un obstacle plus ou moins complet au courant sanguin, et par endophlébite, mésophlébite, périphlébite, la localisation du processus inflammatoire sur la tunique interne, moyenne ou externe des veines.

HISTORIQUE ET PATHOGÉNIE

Signalée par les accoucheurs et pour la première fois par Mauriceau dans le cours du xviiie siècle, la phlébite a été observée et étudiée par Puzos, White, Hunter, Guthrie, Robert Lee, Breschet, Van Swieten ; mais il faut arriver à l'année 1823, aux études anatomiques de David Davis, aux observations de Bouillaud, pour voir cette affection considérée comme une inflammation des veines avec coagulations intra-veineuses. Toutefois c'est en 1830 seulement et grâce aux travaux de Cruveilhier, que la phlébite va entrer dans une phase nouvelle et vraiment scientifique.

« L'expression de phlébite dont je me suis constamment servi, écrit Cruveilhier, pour caractériser l'oblitération veineuse par suppuration, prouve assez que je considère ces deux ordres d'oblitérations comme le résultat de l'inflammation de la membrane interne des veines.

« Dans nos idées pour qu'il y ait phlébite spontanée ou non traumatique, il faut de toute nécessité une cause d'irritation qui agisse sur les parois veineuses ; or cette cause d'irritation ne peut lui arriver que par le sang.

« Ce sang, chargé de principes irritants, enflamme les parois veineuses, et le premier phénomène de cette inflammation, c'est la coagulation du sang ».

Cette nouvelle doctrine est bientôt admise par tous les cliniciens, notamment par Andral, Piedagnel, Trousseau, etc. ; mais, en 1845, Bouchut y apporte quelques restrictions, et déclare que la composition du sang remplit un rôle capital dans la coagulation chez les cachectiques et chez les malades atteints d'affections chroniques.

Un peu plus tard, Virchow devient un dangereux adversaire des idées de Cruveilhier, dans une série de mémoires publiés de 1854 à 1873, en prétendant « remplacer les expressions un peu mystiques de Cruveilhier par la simple expression des faits ».

Pour Virchow, la phlébite n'est plus la cause de la coagulation, elle lui est secondaire, elle n'en est que l'effet ; le sang se coagule dans les vaisseaux des cachectiques sous l'influence du ralentissement de la circulation.

Comme Virchow, Otto Weber ne voit dans la pathogénie de la thrombose qu'une action mécanique : la formation du caillot est due à la diminution de tonicité des parois vasculaires entraînant l'inocclusion des valvules.

Le Dr Lancereaux, mettant également en cause le ralentissement de la circulation, établit les lois mécaniques de la coagulation dite spontanée :

« Si l'on remarque, dit-il, que les principaux vaisseaux où siègent les thromboses sont précisément situés au niveau des points où les parois des veines cessent d'adhérer aux toiles fibreuses du voisinage, et par conséquent là où la force d'aspiration thoracique tend à diminuer et à disparaître, on arrive à cette conclusion que la coagulation spontanée du sang est régie par une loi purement physique, que nous énoncerons comme il suit : les thromboses marastiques se produisent toujours au niveau des points où le liquide sanguin a le plus de tendance à la stase, c'est-à-dire à la limite d'action des forces d'impulsion cardiaque et d'aspiration thoracique ».

La théorie de Virchow ne va pas régner sans opposition. Brücke, Zahn, Baumgarten, compatriotes du savant anatomo pathologiste, déclarent que la coagulation ne peut avoir lieu sans lésion de la paroi veineuse.

Vogel attribue la coagulation soit à une augmentation de la quantité de fibrine, soit à son altération, c'est la théorie *chimique* à laquelle viennent se rattacher les opinions de Schmidt et de Hayem qui signalent les altérations du sang parmi les causes prédisposantes de la thrombose.

En 1874 le professeur Vulpian intervient pour réagir

à son tour contre la théorie de Virchow et remettre en honneur les idées émises par Cruveilhier.

« Les coagulations marastiques sont-elles vraiment spontanées ? Leur formation n'est-elle pas précédée par le développement d'un état morbide des parois des veines ?

« Il me semble difficile, dit M. Vulpian, qu'il en soit autrement, car on ne voit pas pourquoi le sang se coagulerait d'emblée, et pourquoi les coagulations naîtraient plutôt dans certaines veines que dans d'autres... Il y a évidemment là quelque lésion, non connue jusqu'ici, qui modifie les propriétés vitales de la membrane interne des veines ».

En 1880, M. Renault émettait un avis analogue, en disant qu'au niveau des caillots les plus récents des phlegmatia cachectiques, il avait toujours trouvé l'épithélium desquamé, et M. Troisier déclarait qu'en dehors des lésions de la paroi vasculaire tout n'était qu'hypothèse.

A cette époque, la bactériologie ouvrait un nouvel horizon aux recherches scientifiques, et permettait de découvrir le rôle des agents infectieux dans l'organisme au point de vue pathogène ; et les travaux de Doléris, Durand-Fardel, Weigert, Neuhauss, Cornil, Babès, Dunin, Widal, Chantemesse et Vaquez venaient donner raison à la manière de voir de l'éminent professeur de la Faculté de Paris.

Aujourd'hui tout le monde est d'accord désormais pour admettre que l'altération de la paroi veineuse est le phénomène initial de la phlegmatia, et que l'infection joue un rôle prédominant dans l'apparition de cette altération et de son développement. Amenés par les

vasa-vasorum sur cette paroi, les agents infectieux
déterminent la desquamation de l'endothélium, l'épai-
sissement des tuniques de la veine et le bourgeon endo-
phlébitique qui « devient le point d'appel, le centre
formateur d'une coagulation ». Le coagulum peut alors
disparaître avec la lésion vasculaire, mais, si celle-ci
persiste, il s'organise des proliférations cellulaires et
vasculaires se développent, le fixant peu à peu à la
paroi veineuse, et vers le sixième jour, d'après Cornil
et Marie, il devient adhérent.

Autour de ce premier caillot, des coagulations secon-
daires se développent et forment le caillot *prolongé*.
Ce caillot secondaire s'organise beaucoup plus lente-
ment et devient une cause fréquente des embolies.

Enfin l'oblitération de la veine n'est pas toujours
complète et la circulation devenue difficile finira par
se rétablir; mais si l'oblitération est totale, la veine va
disparaître pour devenir un cordon fibreux.

ÉTIOLOGIE

Les circonstances dans lesquelles apparait la phlébite sont, comme ses manifestations, aussi nombreuses que variées.

Consécutive quelquefois à un traumatisme des veines, soit accidentel, soit déterminé par l'intervention chirurgicale, la phlébite se manifeste surtout dans le cours des maladies infectieuses.

Aussi d'après leur origine peut-on ranger les phlébites dans deux grandes classes :

1re *classe.* — LES PHLÉBITES DE CAUSE EXTERNE, *chirurgicales.*

2e *classe.* — LES PHLÉBITES DE CAUSE INTERNE, *médicales.*

On constate cette affection chez les *nouvelles accouchées*, du 5e au 15e jour après l'accouchement, dans la grippe, dans la dernière période de la fièvre typhoïde ou pendant la convalescence, au début de la tuberculose et du cancer et le plus souvent dans la période cachectique.

On rencontre encore la phlébite dans la chlorose, dans le cours du rhumatisme articulaire aigu, de la goutte, de la pneumonie, de l'érysipèle, de l'appendicite, de l'entéro-colite membraneuse, et du saturnisme.

Peu fréquente dans la syphilis où elle apparait pendant la période secondaire, la phlébite n'est pas rare dans la blennorrhagie.

SYMPTOMES

La phlébite présente dans son évolution trois périodes bien tranchées, la période *aiguë*, la période de *convalescence* et la période *dite des résidus* (Albert Robin) ; et si elle est le résultat d'une infection microbienne plus ou moins atténuée et possède une tendance naturelle vers la guérison, elle n'en présente pas moins un caractère de gravité dû aux nombreuses complications qu'elle peut entraîner, notamment l'embolie, et aux accidents ou infirmités qui lui survivent trop souvent.

La Phlébite atteint de préférence les personnes entachées d'arthritisme, car si le streptocoque aime les veines, il aime surtout, dit Landouzy, les veines qu'une malformation héréditaire ou acquise a rendues plus vulnérables.

Devenue plus fréquente dans ces dernières années peut-être parce qu'elle a pris la place des grands accidents puerpéraux d'autrefois, la Phlébite débute tantôt brusquement, tantôt d'une façon insidieuse, et précédée d'une période de subfébricité en rapport avec la date de l'infection, elle frappe soit les vaisseaux superficiels, soit les vaisseaux profonds, en se localisant généralement sur les membres inférieurs plutôt à gauche qu'à droite, et en débutant par les veines du mollet.

Si le début est insidieux, la phlébite ne se manifeste que par quelques signes, un léger engourdissement du membre qui se trouve placé dans une situation anormale, des douleurs plus ou moins vives, d'autres fois par un point de côté, un peu de dyspnée, des crachats

plus ou moins sanguinolents, c'est la phlébite « à début
pulmonaire du professeur Pinard », la phlébite avec
petites embolies généralement peu graves, mais dans
la plupart des cas elle apparait plus franchement avec
un cortège de phénomènes généraux et de symptômes
locaux qui en rendent le diagnostic facile, et quelquefois aussi avec des embolies plus tardives, plus volu-
mineuses et surtout mortelles, provenant du caillot
secondaire.

Tout d'abord, on constate une élévation de la température, 37° 5, 38°, 38° 5, 39°, une douleur plus ou
moins vive qui se fait sentir dans tout le membre
d'une façon plus marquée au mollet, à la face interne
de la cuisse, à l'aîne, au creux poplité ; quelquefois
cette douleur ne se fait sentir qu'à la pression ; dans
d'autres circonstances, elle se manifeste sous forme de
crises névralgiques. Puis le membre est pesant,
engourdi ; un œdème plus ou moins considérable,
blanc, lisse et dur, apparait avec quelques réseaux
bleuâtres sur la peau.

Dans les cas heureux, ces divers phénomènes disparaissent vers la cinquième semaine, il ne reste qu'un
peu de pesanteur du membre, un léger œdème malléolaire ; mais l'évolution de la Phlébite ne se termine pas
toujours d'une façon aussi favorable, une série de poussées inflammatoires peuvent se produire, faciles à
reconnaître à l'élévation de la température, à la réapparition de la douleur et de l'œdème ; d'autres fois, et
même souvent, sa marche vers la guérison est très
lente ; les nombreux accidents qui lui font cortège lui
survivent et, en éternisant sa durée, découragent le
médecin et font le désespoir des malades.

Avec les symptômes habituels qui caractérisent l'inflammation des veines et leur oblitération, on constate l'existence de troubles moteurs, sensitifs et trophiques qui apparaissent tantôt de bonne heure, tantôt tardivement, et font penser que si l'altération des vaisseaux tient le premier rang dans la phlébite, les modifications survenues du côté du système nerveux, notamment des nerfs périphériques, ne doivent point être considérées comme quantité négligeable, et qu'il importe pour le clinicien d'en tenir compte, tant leur rôle est considérable au point de vue de la symptomatologie comme du traitement.

Du côté de la motilité, par suite de raideurs musculaires et péri-articulaires, d'ankylose du genou, du cou de pied et du pied, on constate l'impossibilité d'exécuter le moindre mouvement pour le membre atteint. Les malades ne peuvent, dit Trousseau, « étendre, ni fléchir les orteils, remuer la jambe ou la cuisse, et si quelquefois il existe des douleurs articulaires qui rendent compte de cette immobilité des membres, dans d'autres cas, où la pression ne détermine aucune douleur articulaire, tout mouvement est impossible, comme s'il y avait paralysie des muscles ».

En un mot, nous sommes en présence de l'impotence fonctionnelle bientôt suivie d'une complication redoutable, l'atrophie musculaire qui ne s'explique pas seulement par l'immobilisation trop prolongée à laquelle les malades sont soumis, mais encore par les altérations phlébitiques des vaso vasorum qui ont quitté le domaine des hypothèses, pour devenir, ainsi que l'a démontré le Dr Quénu, la réalité.

Comme troubles de la sensibilité, nous signalerons

des fourmillements continuels, des crampes, des élance-
ments très douloureux survenant à l'approche des
époques menstruelles, sous l'influence des variations
atmosphériques, à l'occasion d'une marche plus ou
moins longue ; quelquefois toute la région atteinte
demeurera insensible ; dans d'autres circonstances, la
sensibilité sera plus vive et correspondra non point
« aux segments vasculaires plus ou moins envahis par
la phlébite, mais bien à des territoires nerveux, corres-
pondant au tronc principal lui-même ou à ses branches
terminales ». (Vaquez).

Les altérations des nerfs consécutives aux phlébites
ont été surtout étudiées par Klippel et Quénu, mais ils
ne sont pas du même avis dans les explications qu'ils
donnent de leur pathogénie.

Pour Klippel, les lésions nerveuses de la phlébite
sont dues à l'action dénutritive ou irritative de la séro-
sité de l'œdème qui baigne les nerfs et détermine de la
névrite.

Tantôt la myéline « est fragmentée en gros blocs
séparés les uns des autres par des espaces de gaines
vides », tantôt elle est seulement « festonnée et dente-
lée sur les bords des tubes », tandis que le cylindre-axe
persiste.

L'explication donnée par M. Quénu à laquelle se
rallie Vaquez est toute autre : « Pour nous, dit Quénu,
une grande partie des phénomènes qu'on observe dans
la phlematia alba dolens reconnaissent pour cause une
névrite sciatique ou crurale due à une inflammation
aiguë des veines du tronc nerveux ».

Parmi les troubles trophiques qui ne sont pas les
moins importants, nous indiquerons l'œdème, qui dis·

paraît après le repos de la nuit pour revenir après la marche ou sous l'influence de la station debout et qui, dans d'autres circonstances, n'envahit pas seulement le tissu cellulaire sous-cutané, mais quelquefois encore les couches profondes du derme, aboutissant à cet état de la peau décrit sous le nom d'épaississement en peau d'orange, et à l'hypertrophie du membre qui prend l'aspect éléphantiasique. Nous signalerons enfin les dilatations veineuses conduisant aux varices, le purpura, des phlyctènes, des ulcérations et la gangrène de la peau, enfin cette difformité décrite par le professeur Verneuil sous le nom de pied bot phlébitique, qui apparaît quelquefois d'assez bonne heure et a été l'objet d'une thèse fort intéressante d'un de ses élèves, notre confrère le Dr Paulin.

Ces considérations pathologiques sur la phlébite nous ont paru indispensables avant d'aborder le traitement de cette redoutable affection, et des suites graves qu'elle entraine.

TRAITEMENT

Dans cette étude, nous n'avons point la prétention de discuter le traitement des phlébites à la période aiguë, cela ne rentre pas dans nos attributions spéciales ; nous n'en devons pas moins dire que l'attention du médecin doit toujours être tenue en éveil par un double danger, d'abord l'embolie et les nouvelles poussées inflammatoires qui peuvent se produire dans le cours de certaines phlébites, et ensuite les accidents ou infirmités qui leur survivent.

Pour éviter l'embolie, ou plutôt ce qui pourrait la provoquer, l'immobilisation et l'interdiction de toute espèce de mouvement doivent être énergiquement recommandées pendant un laps de temps plus ou moins long suivant la marche de la maladie, les causes qui lui ont donné naissance, le terrain sur lequel elle évolue, et en tenant compte des indications thermométriques.

L'immobilisation sera faite dans une gouttière garnie d'une épaisse couche d'ouate ou sur un coussin de balle d'avoine, en ayant soin de surélever légèrement le pied et la jambe, et autant que possible on se servira d'un lit mécanique.

On pourra avoir recours à des applications locales de liniments calmants, de collargol, de compresses imbibées d'eau bouillie ou trempées dans une solution de

chloral, de chlorhydrate d'ammoniaque comme le conseille le professeur Pinard, cu encore dans l'eau blan-
che du Codex, mais comme il faut avoir soin de ne
pas remuer le membre, l'enveloppement ouaté recou-
vert de taffetas gommé sera préférable.

Comme médication interne, on fera usage de l'hama-
melis, de l'iode, du pyramidon, du bicarbonate de
soude, des injections de sérum antistreptococcique qui
pourront rendre quelques services dans la marche de
l'infection; les préparations salicylées, la teinture de
fleurs de colchique, l'aspirine, le sidonal auront leur
emploi tout indiqué dans les phlébites rhumatismales
et goutteuses, les iodures dans la phlébite syphilitique,
le quinquira et l'arsenic dans les phlébites palustres,
les balsamiques dans la phlébite blennorrhagique, les
ferrugineux dans les phlébites chlorotiques, et en cas
d'insuccés des moyens médicaux la résection veineuse
dans la phlébite variqueuse.

Les accidents qui peuvent survivre aux phlébites et
sont dus surtout à la gêne circulatoire, à la mauvaise
nutrition du membre doivent être également l'objet de
nos plus vives préoccupations. On tentera de s'opposer
à leur développement ou d'en atténuer les graves conséquences par la mobilisation des articulations et des
gaines tendineuses faite avec prudence, d'une façon
progressive, vingt jours au moins après la disparition
de la fièvre, par le repos prolongé dans la position
horizontale pour faciliter le développement de la circulation collatérale et amener la déplétion des veines,
puis par le massage qui consistera d'abord dans un
effleurage très doux sur les téguments, et plus tard
dans un effleurage plus éner_i ue sur les masses mu ⌣

culaires, mais en évitant toujours les vaisseaux en-
flammés.

En ce qui concerne les douleurs souvent causées
par la dilatation des veines, elles seront calmées par
des injections sous-cutanées de chlorhydrate de mor-
phine, des applications de teinture d'iode laudanisée,
ou bien encore par la compression faite d'une façon
méthodique à l'aide de la bande de crêpe Velpeau.

Enfin il conviendra d'avoir recours aux eaux minérales
qui constituent d'importantes ressources thérapeutiques
et par leur action curative, et par leur pouvoir prophylac-
tique contre les manifestations morbides de l'arthritisme.

Les suites des Phlébites

ET LE TRAITEMENT HYDRO-MINÉRAL

Parmi les stations thermales qui se réclament de la guérison des suites des Phlébites, Bagnoles-de-l'Orne est indiqué de la façon la plus formelle, et marche au premier rang ; j'ajouterai même que nos Eaux minérales constituent un traitement vraiment spécial, pour ne pas dire spécifique, qu'on ne trouve dans aucune station de France ou de l'étranger.

A l'étranger, les Eaux de Nauheim, Kreuznach, Gastein, Ragatz, Wildbad, sont utilisées pour la cure des phlébites et rendent quelques services ; en France, les Eaux de Plombières, Bagnères-de-Bigorre, Ussat (Ariège), Bourbonne-les-Bains, Briscous, Salies-de-Béarn, les Boues thermales de Saint Amand, de Dax, ont été également prescrites en vue de la résolution des inflammations veineuses et possèdent à leur actif quelques succès ; nous ajouterons même que la plupart des stations thermales ont pu citer quelques cas de Phlébite ou phlébectasies guéries ou améliorées, mais elles sont toutes bien loin de posséder des sources ayant à leur actif l'action remarquable des Eaux de Bagnoles-de-l'Orne, dont l'emploi a été suivi de guérisons nombreuses, rapides, absolument inespérées; et l'on peut proclamer aujourd'hui, sans crainte d'être taxé d'un enthousiasme qu'après tout le succès non seulement excuserait, mais légitimerait, que la cure des suites des phlébites est devenue le triomphe de notre station balnéaire.

Cette propriété spéciale, pour ainsi dire merveilleuse, des Eaux de Bagnoles, admise par la Société d'hydrologie médicale de Paris dans sa séance de février 1898, n'est pas encore suffisamment connue ; bon nombre de nos confrères l'ignorent ou manifestent à son endroit un scepticisme bien explicable, en raison surtout de ce que nos prédécesseurs ont peu écrit sur cette question, et que les propriétaires de l'établissement thermal ont pensé, pendant trop longtemps, que la publicité n'était point nécessaire, les bons effets des eaux devant suffire à faire affluer les malades dans la station.

Cependant, dès le commencement du siècle dernier, le Dr Piette qui exerça pendant 57 ans dans la station, avait signalé l'effet favorable des Eaux de Bagnoles sur l'état variqueux des veines ano rectales, et plus tard des médecins-inspecteurs de l'Etablissement thermal, le Dr Ledemé en 1841 et le Dr Lebreton en 1849 avaient fait connaître la guérison de jeunes femmes atteintes de *paralysies survenues à la suite de couches*, qui n'étaient vraisemblablement que des accidents post-phlébitiques.

Toutefois l'action des Eaux de Bagnoles sur les suites des phlébites a été surtout mise en lumière, et pour la première fois, par un des médecins les plus distingués, les plus compétents dans les questions d'hydrologie, M. le Dr Rotureau.

Avant de se consacrer d'une façon toute spéciale, et avec le talent que chacun a pu apprécier, à l'étude des eaux minérales, M. Rotureau exerça la médecine pendant quelques années à Alençon, et vint souvent à Bagnoles. Les résultats de sa pratique lui démontrèrent, (et nous tenons ce renseignement de notre confrère lui-même), que l'application extérieure des eaux de la source thermale donnait des résultats remarquables chez les femmes nouvellement accouchées atteintes de phlébite.

Mis au courant des puissantes propriétés des eaux de Bagnoles par le Dr Rotureau, un de nos éminents maîtres, M. le Dr Léon Labbé, n'a cessé depuis d'envoyer, dans notre station thermale, de nombreux malades et a toujours obtenu, ainsi qu'il nous l'a répété maintes fois, les résultats les plus étonnants.

Notre regretté confrère, le Dr Joubert, médecin-inspecteur des Eaux de Bagnoles depuis 1869, n'était pas moins affirmatif et s'exprimait ainsi en 1880 : « L'action physiologique des Eaux sur la circulation veineuse donne à cette station thermale une spécialisation thérapeutique que nous ne saurions trop recommander aux praticiens ; tous les cas de phlébite que nous avons traités jusqu'à ce jour ont été guéris » ; et il se faisait l'ardent propagateur de cette eau thermale.

En 1882, un élève de M. Léon Labbé, notre confrère Levassort, de Mortagne, signalait à son tour, dans sa thèse inaugurale intitulée : « Le rhumatisme chronique en Normandie et Bagnoles-de-l'Orne », un certain nombre de phlébites traumatiques guéries par les Eaux de Bagnoles.

Le Dr Joubert en 1890 confirma de nouveau, en ces

termes, les résultats de son expérience : « Il est une maladie que nous traitons victorieusement à Bagnoles-de-l'Orne, sans nous rendre un compte exact du *modus faciendi*, c'est la phlébite... Depuis vingt ans, nous avons traité un grand nombre de malades atteints de phlébite, et nous n'avons enregistré que des succès plus ou moins complets, selon la gravité ou l'ancienneté de la maladie ».

Nous avons nous-même indiqué en 1894, dans une étude sur les eaux de Bagnoles dont nous avions pu apprécier les résultats depuis 1887, que les phlébites étaient tributaires de nos Eaux thermales qui présentaient dans ce cas les caractères d'une spécialisation thérapeutique, et nous adressions l'année suivante à l'Académie de médecine une étude ayant pour objet la cure des Phlébites par les Eaux minéro-thermales de Bagnoles.

En 1894, dans la clinique médicale de la Charité, M. Vaquez déclarait que les Eaux tièdes de Bagnoles lui avaient semblé à diverses reprises amener une sédation marquée des accidents phlébitiques ; « nous avons notamment connaissance, ajoutait-il, de plusieurs observations où la cure hydro-thermale de Bagnoles, accompagnée ou non suivant les cas, des pratiques du massage et de l'électricité, a permis d'obtenir une guérison parfois durable d'accidents post-phlébitiques, en apparence incurables ».

Plus récemment, M. Huchard écrivait dans le *Journal des Praticiens* que les eaux de Bagnoles avaient une influence légèrement excitante sur la circulation, et une action favorable bien démontrée sur les maladies des veines ».

Enfin, MM. Doléris et Pichevin s'exprimaient en 1896, sur le mode d'action des Eaux de Bagnoles, de la façon suivante : « Les Eaux de Bagnoles ont des effets assez variés sur l'économie. Prises en boisson, elles sont toniques, reconstituantes et faiblement diurétiques; administrées en bains, elles déterminent les mêmes effets auxquels viennent s'ajouter les effets excitants des fonctions cutanées, glandulaires et sédatifs du système nerveux. En même temps l'appétit augmente, la circulation s'accélère, l'énergie musculaire s'accroît, donnant aux malades une sensation particulière de bien-être et de force. Au point de vue thérapeutique, l'indication la plus importante, et on pourrait dire spéciale aux Eaux de Bagnoles-de-l'Orne, c'est le traitement des phlébites de toutes sortes, et en particulier des phlébites puerpérales ».

Mais comment expliquer ces résultats si heureux qui démontrent, de la façon la plus précise, l'action énergique et puissante des Eaux de Bagnoles contre les suites des phlébites, et qui donnent à cette station thermale *un cachet de spécialisation* sur la circulation veineuse ? Les hypothèses certes n'ont point fait défaut ; mais elles n'ont plus facilement cours dans le domaine fécond de la science et dans notre siècle de critique minutieuse.

Convient-il d'invoquer la minéralisation des Eaux de Bagnoles ? Leur thermalité doit-elle être mise en cause ? Faut-il faire intervenir les actions chimiques et électriques provoquées par les conferves au contact de la peau, ou bien encore l'existence de microcoques et de bacilles analogues à ceux trouvés récemment dans les sources de Vichy ? Y a-t-il lieu de faire appel à la

théorie des actes réflexes, pour expliquer les phénomènes observés, les guérisons obtenues ?

Enfin la théorie si séduisante des ions nous donnera t-elle la clef de leur action sur l'organisme, le
pourquoi et le comment de résultats thérapeutiques si
remarquables avec des Eaux si faiblement minéralisées ?

Dans l'état actuel de nos connaissances, la réponse
à ces diverses questions est devenue plus facile grâce
aux savantes recherches de MM. Curie et Laborde, et
s'il est impossible de préciser d'une façon mathématique
le mode d'action des Eaux de Bagnoles dans les suites
des phlébites, nous sommes en droit de dire que leur
action spéciale est vraisemblablement due à leur radio-
activité.

Maintenant, sans nous aventurer dans le champ sans
limites des hypothèses, en choisissant pour guide les
résultats thérapeutiques obtenus, et nous en rapportant
à l'observation clinique faite d'une façon sincère et
consciencieuse, nous allons passer en revue les réactions salutaires que les Eaux de Bagnoles provoquent
sur les diverses fonctions.

Circulation. — Les bains tempérés de Bagnoles
possèdent une influence incontestable sur l'appareil
circulatoire. Ils rendent la circulation périphérique plus
vive par l'excitation des fibres musculaires lisses, qui a
pour conséquence l'augmentation de la tonicité et de
l'élasticité des petits vaisseaux ; par suite la déplétion
du système veineux et le développement d'une circulation collatérale deviennent plus faciles, la circulation
générale meilleure, et le résultat est un effet *tonique*

sur la peau et l'ensemble de la constitution, réveillant ainsi la vitalité des tissus, provoquant l'expulsion des produits morbides, et produisant, suivant l'expression de Bordeu, un remontement général.

Cette excitation de la circulation ne saurait être mise en doute ; elle est amplement démontrée par le rapprochement qui se produit dans le bain thermal entre la température axillaire et la température rectale, ainsi que l'a reconnu le professeur Bouchard pendant son séjour à Bagnoles, et que nous l'avons observé maintes fois nous-même.

En résumé, les bains tempérés de Bagnoles ont une action résolutive, stimulante, vaso-motrice sur la circulation paraissant due à leur radio-activité.

Système nerveux — L'irritabilité du système nerveux est diminuée, puis calmée par les bains de Bagnoles ; leur action sédative reconnue par Desnos et Ledemé, constatée maintes fois par suite de son influence dans les phlébalgies, l'éréthisme veineux douloureux, dans les phénomènes douloureux de la périphlébite, de la phlébite, de la névralgie sciatique, s'exerce sur les nerfs sous-cutanés, et se transmettant au grand sympathique, elle produit une activité plus grande dans les échanges nutritifs, et par suite la résorption plus rapide des exsudats inflammatoires.

Respiration. — Aucune modification n'est à signaler du côté de la respiration.

Système musculaire. — L'excitabilité des muscles striés est légèrement augmentée, et par suite, le travail musculaire est sensiblement accru.

Tube digestif. — Prise en boisson, l'Eau de Bagnoles

exerce une action salutaire bien évidente sur l'estomac ; elle excite l'appétit, stimule les fonctions digestives et favorise l'assimilation.

Au début du traitement, la constipation est fréquente ; mais la fonction intestinale se régularise généralement au bout de quelques jours ; dans d'autres circonstances la diarrhée apparait, mais ces divers troubles des fonctions digestives ne nous paraissent pas être sous la dépendance des eaux, mais plutôt du changement de régime et de la table d'hôte.

Peau. — La peau, en raison du grand développement de son réseau capillaire, et des ramifications dans ses papilles de nombreuses terminaisons nerveuses, est le siége, sous l'influence du contact de l'eau minérale, de phénomènes de vaso-constriction et de vaso-dilatation des vaisseaux, et d'actes réflexes qui jouent un rôle considérable en thérapeutique thermale.

Le bain tempéré de Bagnoles est un calmant de la peau ; il la rend souple, douce, onctueuse, et modifie d'une façon très heureuse toutes les plaies.

On observe quelquefois pendant le bain une rougeur plus ou moins intense de l'enveloppe cutanée ; elle est due à une vaso-dilatation des capillaires de la peau qui ont perdu leur tonicité, mais qui ne tardent pas à la retrouver et à subir alors la vaso-constriction sous l'influence de l'Eau de Bagnoles.

Nutrition. — L'usage interne de l'Eau de Bagnoles, combiné avec le bain tempéré, produit d'heureux effets sur la nutrition et la régularisation de ses fonctions.

La sécrétion urinaire est augmentée d'une façon

très sensible, surtout après le bain et au début du traitement thermal.

Il y a souvent aussi après les premiers bains, expulsion d'acide urique et d'urates de soude, en un mot un débarras des vieux déchets de la nutrition, et ces divers éléments disparaissent complètement à la fin de la cure.

Cette élimination de l'acide urique et des urates présente un réel intérêt puisqu'il paraît admis que leur présence dans l'organisme a pour résultat de produire, comme les toxines alimentaires, une action constrictive sur les vaisseaux.

De là, découle également l'indication bien nette des Eaux de Bagnoles chez les arthritiques.

Le Traitement des suites des Phlébites

PAR LES EAUX DE BAGNOLES

Cette étude serait incomplète, si nous ne faisions connaître les procédés par nous suivis dans la thérapeutique thermale des suites des phlébites ; aussi allons-nous aborder maintenant leur traitement.

Fixer la thérapeutique thermale des suites des phlébites par des règles précises est impossible. Elle est variable suivant les malades, la nature de leur affection ou de leur état constitutionnel, suivant surtout leur degré de réaction thermale, surveillé au jour le jour, tout comme « s'il s'agissait de suivre au jour le jour un malade soumis à toute autre médication », ainsi que l'a conseillé le professeur Landouzy dans ses remarquables leçons de la Faculté de médecine.

Notre thérapeutique consiste habituellement dans l'usage de l'eau de la source thermale en boisson, et dans l'emploi journalier de grands bains tempérés d'Eau minérale pris le matin à jeun.

La température de ces bains varie entre 32 et 36° centigrades, par suite des susceptibilités individuelles, et suivant les résultats thérapeutiques que l'on cherche à obtenir. Tel malade en effet aura froid dans un bain à 33°, alors que tel autre malade aura chaud ; pour d'autres malades, des températures de 35° et 36° seront nécessaires afin qu'ils puissent se trouver à leur aise dans le bain, et éprouver cette sensation de bien-être qu'il apporte à tout l'organisme. Dans tous les cas, il sera prudent avant d'entrer dans le bain de se rendre compte de sa température à l'aide d'un thermomètre bien exact.

La durée des bains est très variable, et elle doit être calculée d'après les réactions individuelles ; généralement les malades y séjournent pendant un temps variant entre vingt-cinq minutes à une heure.

Au sortir des bains, les malades seront doucement épongés avec des serviettes très chaudes, et se recouvriront d'un peignoir bien chauffé.

Enfin pour quitter leur cabine, les malades prendront toutes les précautions nécessaires afin d'éviter le froid, et se rendront dans la salle de repos voisine où enveloppés de couvertures de laine, ils resteront étendus pendant une heure sur une chaise-longue, à moins qu'ils ne préfèrent rentrer chez eux en voiture, ou en chaise à porteur pour se remettre au lit pendant le même laps de temps. afin d'obtenir la réaction indispensable après le bain.

La tradition a fixé dans la plupart de nos stations thermales la durée de la cure à 21 jours, mais cette limite n'a rien d'obligatoire, et ne repose sur aucun fondement sérieux ; elle est la plupart du temps de trop courte durée.

La durée d'une cure varie suivant les malades, la nature, et le mode d'administration des Eaux minérales, d'après les effets physiologiques et thérapeutiques produits dans le cours de la cure ; dans tous les cas il faut de la persévérance pour obtenir des effets capables de changer la constitution. Aussi pour déterminer cette durée, il est de l'intérêt des malades de s'en rapporter à une direction médicale, aussi indispensable dans la clinique thermale que dans la thérapeutique ordinaire, pour le rétablissement de leur santé.

Ordinairement à Bagnoles il faut compter sur une moyenne de 25 jours de traitement, pour obtenir un bon résultat ; et lorsque la nécessité d'une seconde cure est reconnue, un repos d'au moins six semaines à deux mois doit être imposé au malade.

Cette nouvelle cure devra être aussi bien surveillée que la première, car des modifications peuvent se produire à chaque instant dans l'organisme, et fournir de nouvelles indications ; aussi les malades qui élèvent la prétention de savoir se soigner, et qui se soignent à leur guise ne pourront que le regretter.

Des Adjuvants de la Cure Thermale

DANS LES SUITES DES PHLÉBITES

Pour venir en aide à la cure balnéaire et à l'usage interne de l'eau minérale, nous avons recours à quelques moyens adjuvants, les douches, le massage et l'électrisation.

Des Douches

Les douches générales sont à notre avis contre-indiquées dans le traitement des suites de phlébites ; s'il est vrai qu'elles peuvent rendre des services, lorsqu'il s'agit d'augmenter la pression intra-vasculaire et de combattre les stases veineuses, dépendant de la faiblesse ou de l'impuissance de l'organe central de la circulation, elles sont dangereuses dans les suites des phlébites, car elles constituent un massage aveugle, et font courir au malade les dangers de nouvelles poussées inflammatoires, et par suite d'une embolie pulmonaire.

Nous ferons toutefois une exception pour la douche *sous-marine*, c'est-à-dire pour la douche en pluie générale, ou pour la douche locale le long du membre malade, d'une durée de quelques minutes, dans le bain et le terminant ; dans tous les cas l'usage nous en paraît surtout indiqué dans les suites des phlébites dues au rhumatisme et de date ancienne, et dans les phlébites scléreuses.

La douche, sous la forme d'un simple arrosage, a été utilisée autrefois par le Dr Joubert chez la plupart des malades qui ont fait l'objet des dix observations publiées d'une façon très sommaire dans une notice de l'administration de l'établissement thermal ; pour s'en convaincre il suffira de consulter les rapports annuels envoyés par ce médecin-inspecteur au ministère des travaux publics et déposés aux archives de l'Académie de Médecine. Nous devons cependant dire que dans les dernières années de sa pratique, le Dr Joubert avait à peu près renoncé à ce mode de traitement.

L'emploi des douches générales dans les suites des phlébites, a été l'objet, en 1898, d'une intéressante discussion à la Société d'hydrologie médicale de Paris à laquelle ont pris part MM. Labat, de Ranse, Durand-Fardel, Baraduc, Héraud, Morice, et les membres de cette Société sont tombés d'accord pour renoncer à la douche, dans le traitement des suites des phlébites.

Le Massage

Le massage a pris depuis quelques années une importance considérable dans notre arsenal thérapeutique, et en raison de son action puissante sur la circulation et la nutrition des muscles, de son action sédative sur les terminaisons nerveuses de la peau et du concours qu'il apporte à la résorption des œdèmes, on le conseille fréquemment dans les phlébites, mais les avis sont très partagés dès qu'il s'agit de fixer l'époque où on doit le mettre en pratique.

Le Dr Georges Berne, dans son traité le « *Massage* » s'exprime en ces termes : « Longtemps après l'apparition d'une phlébite, lorsque la maladie ne se traduit plus que par la dilatation des vaisseaux veineux collatéraux (phénomène qui prouve l'oblitération et la transformation des veines primitivement malades, en cordons fibreux), le massage peut être utilement employé, mais il faudra s'être minutieusement rendu compte qu'il n'existe, en aucun des points des membres que l'on se propose de traiter, soit superficiellement, soit dans la profondeur des tissus, aucun point douloureux ».

Anders Wirde, directeur de l'Institut orthopédique de Stockholm, a publié récemment d'intéressantes observations de guérisons de phlébites par le massage.

Dans son traité de médecine, Œttinger préconise le massage contre l'œdème consécutif aux phlébites, lorsqu'il tarde à disparaître et quand il a pris les allures de la chronicité.

M. Saquet a communiqué en 1893 à la Société de Médecine de Nantes un cas de phlébite ancienne traité avec succès par le massage. L'œdème reparaissait chaque jour depuis six mois, et l'atrophie musculaire qui ne faisait que croître amenait une grande difficulté dans la marche. Une amélioration notable à la fin de la première semaine, puis la guérison suivirent le massage.

MM. Ribemont-Dessaignes et Lepage recommandent également le massage dans les cas de déformations atro‟ phiques précoces, avec contractures névropathiques.

D'après Hugon, auteur d'un traité de *Massage théra- peutique*, la circulation générale est fortement in- fluencée par les différentes manœuvres du massage, et entre un grand nombre d'expériences faites à ce sujet, il cite celles de Monsengeil.

Pour le professeur Albert Robin « si par massage, on veut bien comprendre toutes les manœuvres propres à réveiller la circulation générale, sans craindre de mobiliser des caillots dont l'adhérence est encore pro- blématique » le massage peut être autorisé dans la période de convalescence, mais ce sera *un effleurage aussi superficiel que possible*, qu'il faudra exécuter avec la paume de la main, et sans aucune pression du doigt.

Mais le massage a aussi ses adversaires ; à la Société de Médecine de Berlin, Becker et Litten l'ont accusé de nombreux méfaits ; en France bon nombre de médecins guidés par la crainte de l'embolie le bannis- sent complétement du traitement.

Le Dr Rendu considère le massage « comme une pratique entièrement dangereuse et capable de provo- quer des embolies si on l'emploie avant la disparition complète du caillot ».

M. Hallopeau ne conseille ni le mouvement, ni le massage dans les cas de phlébites, et déclare qu'il a vu dans sa clientèle privée trois femmes succomber à des embolies après un mouvement.

Le Dr Reynier est un adversaire résolu de la mobi- lisation et du massage ; il a toujours vu les embolies

succéder à un mouvement et cite son exemple person-
nel. Pour lui, l'immobilisation agit comme un décon-
gestionnant et localise la poussée inflammatoire. Les
mouvements faits trop tôt lui ont toujours paru, en
dehors de l'embolie , susceptibles de provoquer de
nouvelles poussées de phlébite , et il ajoute que si
par le fait d'une thrombose d'une veine principale,
l'œdème tarde à disparaître, on trouvera le moyen d'y
remédier dans les grands bains et certaines stations
balnéaires.

A Bagnoles, la situation est toute différente, et les
difficultés sont pour nous bien moins grandes. Les
malades, en effet, qui sont confiés à notre direction
nous viennent souvent après avoir eu recours à la
mobilisation et au massage, et dans tous les cas dans
une période de la maladie où le massage ne prête plus
autant à la critique ou à la discussion.

En ce qui nous concerne, nous pensons toutefois que,
dans une station thermale, il faut demander d'abord
à l'eau minérale tout le concours que la multiplicité
de ses modes d'action peut nous fournir ; telle était la
thérapeutique de notre prédécesseur, le Dr Joubert, et
qui lui a valu tant de succès pendant 25 ans ; elle est
aussi la nôtre.

Mais si l'eau minérale ne nous donne pas tout le
bénéfice qu'on est en droit d'attendre de ses multiples
effets, et si l'on se trouve notamment en présence
d'un œdème dur, d'une atrophie musculaire menaçant
les fonctions du membre, de raideurs musculaires et
périarticulaires, d'ankylose, faisant obstacle à ses
mouvements, on pourra alors faire intervenir le massage
et la mobilisation dans le bain, à la condition qu'ils

soient exécutés par des mains expérimentées, sous la
surveillance du médecin, et mieux par le médecin lui-
même.

Enfin le massage sera pratiqué sur les régions
cpposées aux vaisseaux atteints, c'est-à-dire sur les
masses musculaires.

En procédant de cette façon, on n'aura aucun danger à redouter, puisque la marche et les contractions
musculaires qu'elle nécessite ont une action bien plus
considérable sur les vaisseaux veineux, et que l'expérience d'après Vaquez « a appris qu'elles sont impuis-
santes à détacher, après le soixantième jour écoulé,
un fragment de caillot définitivement adhérent à cette
époque » ; puisqu'enfin le professeur Cornil a constaté
après de nombreuses recherches que le caillot devenait
adhérent aux parois veineuses à partir du sixième
jour.

Néanmoins, il ne faut jamais se départir d'une très
grande prudence, et ne pas perdre de vue qu'il existe
des phlébites qui récidivent facilement, notamment
chez les goutteux, les variqueux, que dans le cours
d'une phlébite plusieurs embolies peuvent se produire
et que chez d'autres malades, par suite de la longévité
de certains microbes, tels que le streptocoque, l'infection a des réveils dangereux qui se traduisent par de
nouvelles poussées phlébitiques, ou plus souvent péri-
phlébitiques, quelquefois sans élévation bien sensible
de la température.

Electrisation

L'électricité a été également utilisée dans les suites

des phlébites. Son emploi est sans effet contre les phénomènes douloureux, contre l'atrophie musculaire en
voie d'évolution, elle les aggraverait plutôt, mais on en
retirera de grands avantages contre l'atrophie musculaire constituée.

L'électricité agit de même façon que le massage ;
elle met en mouvement avec plus d'énergie la contraction musculaire, elle accélère la circulation et par suite
active la nutrition.

On aura recours au courant galvanique continu, ou
au courant faradique rythmé, mais on aura soin de ne
pas fatiguer les muscles par des excitations trop vio-
lentes ou trop rapprochées, et l'application devra en
être faite par le médecin lui-même.

De l'Opportunité

DU DÉBUT DE LA CURE HYDROMINÉRALE

———

Une question qui préoccupe à juste titre médecins et malades, c'est la fixation de l'époque à laquelle il est opportun pour les phlébitiques de se rendre à Bagnoles.

Cette préoccupation, bien légitime, est surtout causée par la menace de l'embolie pulmonaire qui est un danger inhérent à toute phlébite, mais elle peut néanmoins porter aux malades un grave préjudice, et ne doit pas avoir pour conséquence de se laisser entrainer à une inaction souvent injustifiable, car le succès de la cure thermale sera d'autant plus facilement obtenu qu'on sera moins éloigné de la période aiguë de la phlébite.

Si les auteurs classiques sont d'accord sur la nécessité de l'immobilisation pendant la première période des phlébites, ils sont peu précis ou diffèrent d'avis quand il s'agit d'en fixer la durée pour éviter l'embolie pulmonaire.

Avec une mobilisation hâtive, surtout si l'on se trouve en présence d'une phlébite à poussées successives, on peut avoir à redouter des embolies, avec une immobilisation trop prolongée on impose « au malade une gêne et même une souffrance inutiles » et on l'expose « à la production de raideurs péri-articulaires et même d'ankylose, d'atrophies musculaires étendues, d'œdème chronique et de troubles trophiques cutanés ».

Dans la phlegmatia alba dolens qui nécessite une immobilisation plus rigoureuse que pour toute autre phlébite, le professeur Pinard prescrit le repos au lit jusqu'à la période de régression, et le repos absolu jusqu'à ce qu'un mois se soit écoulé depuis la dernière élévation de température.

MM. Ribemont-Dessaignes et Lepage estiment que le temps nécessaire à l'immobilisation peut être fixé à 40 jours après la cessation de la fièvre.

Contrairement aux formules adoptées par MM. Pinard, Ribemont et Lepage, M. Dagron conseille la mobilisation dès la disparition de la fièvre, le caillot n'étant mobile selon lui que dans la période pyrétique ; notre confrère prétend en outre que cette pratique a l'avantage de prévenir les rechutes qui à son avis seraient dues à l'immobilité favorisant la migration des micro-organismes sur les parois veineuses.

M. Mérigot de Treigny, dans une intéressante étude publiée dans le *Journal des Praticiens*, conclut que le temps d'immobilisation nécessaire peut être estimé à six semaines, terme moyen, ou deux mois au maximum, à partir du début de la dernière rechute.

Les Drs Lucas Championnière, Siredey, Vaquez, autorisent la mobilisation partielle et progressive et un léger massage 20 jours après la cessation de la fièvre, le Dr Barth est à peu près du même avis, MM. Porak,

Hirtz recommandent un délai de six semaines, le
Dr Marchais est beaucoup plus hardi ; après 15 jours
d'athermie, il commence la mobilisation et le massage,
mais il ne masse pas les veines.

Dans tous les cas il importe d'être très circonspect
en présence des phlébites goutteuses, des phlébites
rhumatismales, des phlébites variqueuses qui sont,
suivant Hirtz, de véritables nids d'embolies.

Dès que le malade sera autorisé à se lever, il devra
s'entourer des plus grandes précautions, et notamment
recouvrir au préalable les régions atteintes d'un tissu
souple et élastique exerçant une compression modérée
et méthodique, de façon à ne pas gêner le fonctionne-
ment des muscles.

Il pourra alors marcher et se rendre sans danger
d'embolie dans une station thermale ; aussi pensons-
nous pouvoir résumer l'indication de l'opportunité du
début de la cure hydrominérale dans la formule
suivante :

*On peut adresser les malades atteints de phlébite à
Bagnoles, lorsque les mouvements et la marche sont
possibles, sans danger d'embolie, en un mot cinq à six
semaines après la cessation de l'état aigu, lequel se
manifeste par la chute de la température,* la diminution de l'œdème, l'insensibilité des veines à la pression
et le retour plus ou moins complet des mouvements
volontaires.

HYGIÈNE GÉNÉRALE

Pour retirer du traitement hydro-thermal de bons résultats, et parvenir à la guérison, un certain nombre de précautions doivent être prises par les malades atteints de phlébite.

Parmi ces précautions, le repos et l'exercice figurent au premier rang et peuvent être considérés comme des éléments de la cure.

Le repos est obligatoire après le bain ; il sera pris au lit ou sur une chaise longue, et sa durée variera entre une heure et deux heures ; on obtiendra ainsi tous les effets favorables du bain ; le repos doit être également conseillé après chaque marche, et pris avec les jambes allongées.

L'exercice consistera dans des marches faites d'une façon méthodique et qui ne devront jamais être prolongées jusqu'à la fatigue ou à l'apparition de la douleur.

Au début, on se contentera de quelques marches courtes, et en les augmentant progressivement on refera l'éducation des veines et des muscles, on luttera contre l'adiposité, mais on aura soin de s'arrêter chaque fois que l'on sentira la jambe devenir plus lourde.

Les marches trop prolongées pourraient faire reparaître l'œdème, des points douloureux au niveau des veines en rapport avec la veine oblitérée, et enfin des crampes provoquées par l'augmentation de la pression du sang que déterminent les contractions musculaires et une circulation plus active.

Les marches ne se feront pas rapidement en raison des difficultés qu'occasionne au retour du sang veineux l'oblitération ; l'allure modérée sera la règle.

On évitera la station debout prolongée, car elle a pour conséquence fâcheuse d'amener la distension exagérée des parois veineuses ; on évitera également la position assise prolongée avec les jambes pendantes ou trop fléchies.

L'équitation, la bicyclette, les armes et les jeux qui nécessitent des efforts plus ou moins violents et un bon état des vaisseaux sont défendus aux phlébitiques.

En résumé, une très grande prudence sera le meilleur guide pour les malades atteints de phlébite ; et dans tous les cas ils devront s'abstenir de toute fatigue et reprendre le repos au lit à la plus petite réapparition de l'œdème ou de la douleur.

Avec l'exercice et le repos, il faut encore songer à venir en aide aux veines trop distendues et à les maintenir ainsi que les muscles, pendant la marche et la station debout.

Dans ces derniers temps, quelques médecins ont repoussé tout moyen de contention chez les phlébitiques, considérant comme inutile et nuisible la compression de la jambe dans un bas élastique ou avec des bandes ; ils veulent, disent-ils, laisser aux muscles leur liberté d'action, et pensent qu'avec un jeu musculaire normal la circulation se rétablira plus rapidement, et que le retour à la fonction serait au contraire

retardé en tentant par des moyens artificiels de l'accé-
lérer.

Nous connaissons bien les inconvénients des bas et
des bandes ; nous savons que les bandes sont d'une
application difficile, que la compression qu'elles exercent est très variable, tantôt exagérée et nuisible,
tantôt insuffisante et inutile ; nous n'ignorons pas
davantage que les bas élastiques peuvent gêner la
circulation et conduire à l'atrophie musculaire par la
compression exagérée des veines superficielles et des
muscles ; mais nous devons reconnaître que bandes
et bas élastiques rendent aussi des services, et ne pas
nous montrer d'un exclusivisme qui serait préjudiciable
à nombre de phlébitiques.

Au début de la convalescence, dans le cours de la
cure thermale, lorsque l'œdème est encore considérable, les bandes enroulées autour de la jambe, sans
trop la serrer, seront utiles ; elles contribueront à
combattre l'œdème, la douleur, la stagnation du sang
dans les veines. Mais dès que l'œdème sera disparu ou
en voie de décroissance, le bas élastique à tissu ajouré
sera avantageusement conseillé, à condition qu'il sou-
tienne sans comprimer les veines et les muscles, qu'il
ne fasse pas de plis au niveau des articulations, et qu'enfin il ne remplisse pas, comme cela arrive trop souvent,
le rôle de jarretière au-dessus et au-dessous du genou.

HYGIÈNE ALIMENTAIRE

L'hygiène alimentaire occupe une place importante dans une cure thermale, et malheureusement il est bien difficile pour les malades d'en observer les règles, car les hôteliers qui reçoivent à la même table baigneurs et touristes cherchent toujours à attirer chez eux les étrangers par une cuisine abondante et recherchée.

Depuis quelques années, on a cependant beaucoup parlé des tables de régime ; elles sont néanmoins un mythe aussi bien à l'Etranger qu'en France ; toutefois un certain nombre de restaurants ont organisé un service fait à la carte qui permet aux malades d'établir leur menu conformément à leurs besoins et aux indications médicales.

A Bagnoles-de l'Orne, la clientèle se compose de malades pour la plupart entachés d'arthritisme ; aussi conviendrait-il d'exiger des hôteliers et des malades la mise en pratique du régime alimentaire susceptible de modifier cette diathèse caractérisée par le ralentissement de la nutrition, en obtenant l'équilibre entre les recettes et les dépenses, en évitant l'accumulation des toxines dans l'organisme.

Ce résultat peut être obtenu avec un peu d'énergie et de bonne volonté, d'autant plus que le régime alimentaire n'est jamais absolu et que pour être efficace, il suffit qu'il soit appliqué judicieusement.

Ce régime comprend potages, viandes, poissons, œufs, légumes et fruits avec la suppression aussi complète que possible du chlorure de sodium surtout dans la période aiguë de la phlébite ; mais il faut l'approprier à chaque malade après s'être rendu compte des abus et des écarts dont il est coutumier.

Voici d'ailleurs les principales prescriptions alimentaires qui permettent de composer facilement le menu des phlébitiques :

Aliments autorisés	*Aliments nuisibles*
Viandes blanches.	Viandes noires.
Légumes verts.	Gibier.
Œufs.	Poissons, mollusques, crustacés.
Sole, merlan.	Fromage.
Poissons d'eau douce.	Oseille, épinards, tomates.
Salades.	Haricots secs, lentilles.
Pommes de terre.	Champignons, truffes.
Fruits, surtout fraises et raisins.	
Viandes rôties saignantes, une ou deux fois par semaine.	*Boissons nuisibles*
Boissons autorisées	Champagne.
	Bières fortes.
Eau pure.	Vins alcooliques.
Eaux minérales alcalines.	Eaux gazeuses.
Vins légers.	Liqueurs.
Vins blancs.	Eau-de-vie.
Cidre.	Café.
	Thé.

Enfin le régime alimentaire des phlébitiques affaiblis qui n'ont rien à voir avec l'arthritisme devra être tonique et réparateur.

Nous en avons fini avec le traitement hydrothermal des suites des phlébites à Bagnoles ; il est simple, peu compliqué peut-être, il est dans tous les cas exempt de danger et n'en a que plus de valeur. *Primum non nocere*, d'abord de ne pas nuire, tel est selon nous un principe fondamental en médecine, dont il faut savoir ne pas se départir, surtout dans la pratique thermale, mais qu'il ne faut pas cependant confondre avec l'abstention thérapeutique.

Nous nous sommes toujours inspiré de ce principe dans notre carrière déjà longue et, loin de le regretter, nous nous en félicitons.

LES VARICES

~~~~~~~~~~

On désigne sous le nom de varices, la dilatation permanente ou plus ou moins durable des veines.

Elles se divisent en varices superficielles et en varices profondes, et peuvent siéger sur toutes les veines ; les varices des membres inférieurs et des veines hémorroïdales sont de beaucoup les plus fréquentes.

Les causes des varices sont variables et ont été l'objet de diverses hypothèses ; tantôt elles sont dues à l'infection déterminant de l'endophlébite avec altération des parois vasculaires suivie de dilatation veineuse, tantôt à la distension exagérée et fréquemment répétée des parois veineuses par suite des obstacles apportés à la circulation du sang par la grossesse, les tumeurs abdominales, les anneaux aponévrotiques, musculaires, les ceintures, les corsets, les jarretières ; tantôt enfin elles se développent sous l'influence de la diminution de la tonicité et de la vitalité de l'étoffe veineuse provenant de la diathèse arthritique dont l'effet habituel est la faiblesse congénitale et héréditaire du tissu conjonctif et du tissu musculaire lisse. Ces varices sont les plus communes, elles apparaissent de bonne heure, et surtout chez les personnes que leurs occupations obligent à rester debout.

Dans tous les cas, quelles que soient les causes des varices, ce qui nous intéresse plus particulièrement, c'est la marche que suivent ces troubles trophiques.

Les veines s'élargissent en raison de la stase trop prolongée du sang qui joue dans cette circonstance un rôle prédominant, leurs parois s'épaississent d'une façon inégale, les valvules deviennent insuffisantes et leur élasticité disparaît. C'est alors que viennent à leur tour les flexuosités, les bosselures qui apportent les modifications les plus variées et les plus profondes, tant au point de vue de la forme que de la direction et de la longueur des veines. Ces lésions sont dues à un trouble de la nutrition dont les conséquences sont, d'après M. Cornil, un travail prolifératif du tissu conjonctif qui s'organise entre les fibres lisses élastiques de la tunique moyenne de la veine, et en fait un canal sans défense contre la pression sanguine.

Les varices se traduisent par des symptômes douloureux et des troubles fonctionnels nombreux beaucoup plus accusés pour les veines profondes que pour les veines superficielles.

Les malades accusent tout d'abord une sensation de lourdeur, d'engourdissement dans le mollet sous l'influence de la marche ou de la station debout, des fourmillements, des crampes, des douleurs très vives à l'approche des règles, le soir un peu de gonflement du pied, parfois un léger œdème malléolaire ; puis les veines se dessinent sous la peau avec la forme de cordons bleuâtres, dilatés, sinueux et bosselés, et la

peau mal irriguée prend une coloration rouge brun
caractéristique.

Ensuite les varices sont accompagnées de troubles
fonctionnels et trophiques qui constituent la manifes-
tation la plus évidente des troubles profonds de l'in-
nervation : ce sont des douleurs plus ou moins vives
sur le trajet du nerf sciatique, de l'impotence musculaire, de l'eczéma chronique et l'ulcère variqueux.

Enfin les varices sont plus exposées à l'inflammation
sous l'influence des chocs, de contusions, et constituent
une prédisposition à un genre de phlébite désigné sous
le nom de phlébite variqueuse.

On ne peut songer à la guérison complète des
varices ; et si à cet égard, la thérapeutique est à peu
près impuissante, nous ne sommes pourtant pas tout
à fait désarmés et nous ne devons pas les considérer
comme une infirmité définitive ; nous pouvons encore
nous opposer à leur développement lorsque les malades n'accusent qu'un peu de fatigue ou de lourdeur
dans les jambes, nous pouvons en outre combattre l'atrophie musculaire qui les accompagne, et amoindrir les
inconvénients sans nombre dont elles sont le résultat.

Favoriser le cours du sang veineux vers le cœur,
modifier le vice de nutrition qui a atteint les parois
veineuses, et donner à ces dernières plus de tonicité,
plus d'élasticité, fortifier surtout les muscles, telle est
l'indication thérapeutique que nous trouvons dans
l'heureuse action des Eaux de Bagnoles de-l'Orne.

Certes, loin de nous la pensée et la prétention de gué-
rir à Bagnoles la sclérose veineuse, mais pouvons-nous
du moins affirmer hautement, que sous l'influence de
l'action spéciale de nos Eaux thermales sur la circula-

tion veineuse et sur la diathèse arthritique, tous nos variqueux ont obtenu une réelle amélioration, soit dans les varices récentes, soit dans les varices de la grossesse, soit dans les engorgements veineux, soit dans les varices douloureuses.

Le traitement hydrominéral des varices consiste dans l'usage de l'Eau de la Grande Source, en boisson à la dose de 4 à 6 verres par jour, et en bains frais journaliers de 33 à 35° centigrades, avec repos d'une heure au lit, ou sur une chaise longue.

Ce traitement sera complété s'il y a lieu par le massage, la mobilisation, l'exercice, l'observation de certaines règles d'hygiène et l'application opportune d'appareils de contention.

Le massage est encore peu employé en France dans le traitement des varices : il est néanmoins appelé à rendre de grands services. Mais il sera exécuté avec beaucoup de prudence et de douceur au niveau des veines sous la forme de l'effleurage, et avec beaucoup plus d'énergie au niveau des masses musculaires, au mollet et à la cuisse. On obtiendra ainsi une diminution de la stase sanguine dans les vaisseaux, une plus grande résistance de leurs parois à la pression intravasculaire ; il donnera aux muscles une plus grande vigueur et apportera dans la disparition de la douleur, des crampes et de l'œdème, une large part contributive.

Le massage sera suivi de la mobilisation qui consistera dans des mouvements passifs et actifs de flexion et d'extension imprimés aux articulations.

Avec le massage et la mobilisation, l'exercice sera non moins utile ; il a été d'ailleurs recommandé aux malades depuis un grand nombre d'années.

M. de Beurmann, médecin de l'hôpital Saint-Louis,
nous racontait dernièrement que le professeur Lasègue
conseillait aux variqueux de ne pas s'immobiliser, mais
de faire de la marche, des excursions en montagne, et
de monter des escaliers ; et M. de Beurmann ajoutait
que le seul effleurage des veines qui fût pratiqué d'une
façon intelligente et utile l'était par la contraction
musculaire.

Dans ces derniers temps des exercices de marche
méthodique ont été préconisés chez les variqueux par le
Dr Marchais, et M. Lucas Championnière s'est fait devant l'Académie de médecine l'éloquent défenseur de
cette pratique.

Toutefois la marche un peu longue et lente devra
être évitée ; il faudra s'entraîner progressivement, se
reposer, s'asseoir, et mieux s'étendre dès qu'on éprou-
vera dans la marche un peu de fatigue ou de douleur.

Si la marche est difficile et douloureuse, on se contentera d'exécuter, dans la position horizontale, des
mouvements de flexion et d'extension mettant en action
les muscles des membres inférieurs.

En voiture, en wagon, les jambes seront étendues
autant que possible ; la station assise ou debout prolongée sera défendue. Les ceintures, les corsets droits,
les jarretières, les talons Louis XV ne seront pas permis.

L'usage de la bicyclette et l'équitation pourront être
conseillés, mais avec modération dans l'allure comme
dans la durée.

En ce qui concerne les armes, nous croyons prudent
de ne pas les autoriser, en raison de la station debout
prolongée et des contractions musculaires énergiques
qu'elles nécessitent.

Le régime alimentaire sera celui des arthritiques, c'est-à-dire qu'on ne fera pas usage de mets épicés, de champignons, de truffes, de gibier faisandé, de charcuterie, de crustacés, de fromages fermentés ; enfin il faudra s'abstenir d'une alimentation trop abondante et manger peu de viande.

Enfin une dernière question d'une réelle importance nous reste à examiner.

Les variqueux doivent-ils être soumis à une compression, si légère soit-elle, et porter des bas élastiques ou des bandes de toile ou de flanelle pour lutter contre l'insuffisance de l'élasticité et de la contractilité des parois veineuses ?

La contention des membres variqueux présente des avantages et des inconvénients. Aussi a-t-elle ses partisans et ses adversaires, mais à notre avis, elle ne doit pas être bannie d'une façon absolue, comme on l'a conseillé récemment, de la thérapeutique des varices.

Les adversaires des bas élastiques ou des bandes leur reprochent de gêner la contraction musculaire, et par suite la poussée circulatoire qu'elle provoque, et de conduire les muscles à l'atrophie ; ils leur reprochent encore la compression inégale qu'ils exercent dans les positions diverses que prend le membre, et enfin la compression inutile et nuisible qu'ils occasionnent pour les varices accidentelles et les varices qui suppléent souvent des veines profondes insuffisantes ou oblitérées.

Les partisans invoquent en faveur des bas élastiques et des bandes les services qu'ils rendent pour calmer les manifestations douloureuses des varices, empêcher l'œdème, faciliter la marche et la station debout, et pour soutenir les parois distendues des veines qui ne peuvent plus opposer aucune résistance à l'hypertension du sang.

En résumé, on aurait tort de se montrer exclusif dans cette circonstance car les appareils de contention donnent de bons ou de mauvais résultats suivant qu'ils sont bien ou mal appliqués, et leurs avantages sont plus nombreux que leurs inconvénients ; nous sommes simplement en présence d'une question d'opportunité et de sagacité. Dans la circonstance, la seule marche à suivre sera de s'adresser à son médecin qui sera le meilleur juge, et non comme cela se fait trop souvent à des empiriques ou à des marchands de bas à varices absolument incompétents en pareille matière.

Contre-Indications

DE LA CURE BAGNOLAISE

Les contre-indications de la cure thermale de Bagnoles-de-l'Orne dans les maladies des veines sont peu nombreuses.

Bien entendu, il ne faut pas envoyer à Bagnoles les *états aigus ;* il convient d'attendre, pour diriger les *malades atteints de phlébite* sur la station thermale, que tous les phénomènes de réaction inflammatoire soient éteints, et que toute menace d'embolie soit disparue.

Les *phlébites à poussées multiples et répétées,* les *dégénérescences veineuses* arrivées à une période trop avancée de leur évolution, et les *maladies veineuses* apparaissant dans la dernière période d'états cachectiques, tels que la tuberculose et le cancer, ne retireront aucun avantage de la cure thermale, et ne devront pas être adressées à Bagnoles.

TABLE DES MATIÈRES

PAGES

Avant-propos. 5
Les Eaux de Bagnoles-de-l'Orne. 7
De la phlébite 13
Les suites des phlébites et le traitement hydrominéral 27
Le traitement des suites des phlébites par les Eaux
   de Bagnoles 36
Des adjuvants de la cure thermale dans les suites
   des phlébites 39
De l'opportunité du début de la cure hydrominérale. 46
Hygiène générale 49
Hygiène alimentaire 52
Les varices 55
Contre indications de la cure bagnolaise 62